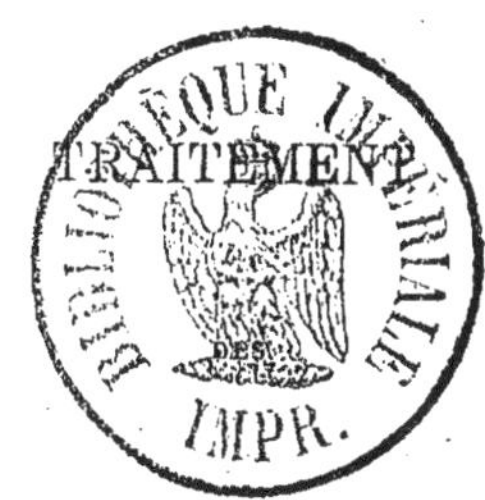

TRAITEMENT

TUMEURS ET FISTULES LACRYMALES.

OBSERVATIONS PRATIQUES

SUR LE TRAITEMENT

DES

TUMEURS ET FISTULES LACRYMALES

PAR LA PERFORATION DE LA GOUTTIÈRE LACRYMALE

A L'AIDE D'UN EMPORTE-PIÈCE

Par M. FOLTZ

Professeur d'anatomie à l'École de médecine de Lyon.

LYON

IMPRIMERIE D'AIMÉ VINGTRINIER

RUE DE LA BELLE-CORDIÈRE, 14.

1865

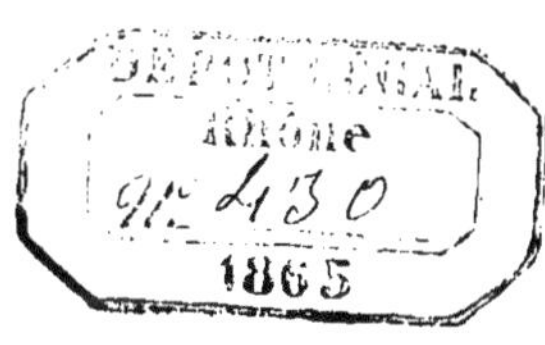

TRAITEMENT

DES

TUMEURS ET FISTULES LACRYMALES.

Depuis que j'ai fait connaître, en 1859, un nouvel instrument pour l'opération des tumeurs et fistules lacrymales, j'en ai pratiqué un certain nombre, soit sur mes propres malades, soit sur ceux qu'ont bien voulu m'adresser MM. Richard (de Nancy), L. Gubian, Pillet, Gillebert-Dhercourt, Lavirotte, Goujon, etc. Des observations m'ont été obligeamment remises par plusieurs confrères, chirurgiens en chef des Hôpitaux de Lyon, MM. Barrier, Desgranges, Berne, Delore et par M. le docteur Bron. Quinze guérisons, aujourd'hui constatées, montrent que l'instrument a tenu, devant l'expérience clinique, les promesses de la théorie. Néanmoins, je ne m'en suis pas tenu là. J'ai cherché à perfectionner la méthode par le cathétérisme nasal de la perforation. Il est singulier que cette idée simple et pratique ait échappé jusqu'ici à la sagacité des nombreux chirurgiens qui ont pratiqué la perforation de l'unguis. J'ai réalisé ce perfectionnement par l'emploi d'une sonde métallique recourbée en pas de vis à son extrémité, qu'on introduit par la narine dans la nouvelle voie et jusque dans le sac. Parmi les observations dont j'ai parlé, j'en choisis six qui donneront une idée suffisante de la méthode.

PREMIÈRE OBSERVATION. (Docteur Foltz). — *Tumeur lacrymale opérée par l'emporte-pièce, guérison.*

L......., 40 ans, journalier, entre à la salle St-Philippe, dans le service de M. Barrier, professeur de clinique chirurgicale, le 5 février 1861.

Il y a onze mois, sans cause connue, l'œil gauche est devenu rouge et s'est mis à larmoyer. Cinq mois après, abcès au niveau du sac lacrymal ; l'abcès s'est ouvert spontanément, a suppuré quinze jours, puis s'est cicatrisé. Actuellement, tuméfaction diffuse de la région du sac ; œil un peu rouge et noyé de larmes ; paupières légèrement tuméfiées ; en pressant sur le sac, on fait refluer abondamment des larmes et du muco-pus par les points lacrymaux ; narine sèche.

M. Barrier, désirant soumettre à l'expérience mon instrument, m'invita obligeamment à venir opérer ce malade dans son service.

Le 14 février, je l'opérai en présence de M. Barrier, du

docteur Bron et de plusieurs chirurgiens internes. Incision du sac de 8 millimètres ; mise en place de l'instrument, section de la cloison lacrymo-nasale, le tout en deux ou trois minutes. La canule ramène une rondelle formée de trois couches, une osseuse placée entre deux muqueuses.

15 février : Le sujet se lève ; la plaie est déjà réunie par première intention ; le larmoiement a cessé aussitôt après l'opération, comme le malade le constate lui-même ; la pression sur le sac ne fait rien refluer par les points lacrymaux ; narine humide.

17 février : Cicatrisation complète, plus de larmoiement, plus de rougeur, ni tuméfaction ; — guérison.

18 février : Le sujet, se sentant bien, demande à sortir, quatre jours après l'opération.

IIe OBSERVATION. (Docteur Barrier). — *Tumeur lacrymale datant de quatre ans ; perforation de la gouttière lacrymale par l'emporte-pièce ; guérison constatée plus de trois ans après.*

Sœur Anne-Marie, de l'Hôtel-Dieu, tempérament sanguin, constitution forte, est affectée d'une tumeur lacrymale gauche depuis quatre ans. La tumeur est peu saillante ; mais la pression en fait refluer à travers les points lacrymaux des larmes et du muco-pus : larmoiement abondant et incommode ; œil rouge, blépharite chronique avec épaississsement des paupières, surtout de l'inférieure ; chute partielle des cils ; narine sèche.

La sœur Anne-Marie est entrée plusieurs fois à l'infirmerie de l'Hôtel-Dieu ; une fois elle y est restée quatre mois. Collyres divers, cautérisations répétées de l'œil avec le nitrate d'argent, cathétérisme du canal nasal par la méthode Gensoul ; ce cathétérisme qui a été pratiqué par M. Desgranges a produit une diminution du larmoiement pendant quelques jours seulement. Un abcès s'est formé au-devant du sac ; l'abcès a été ouvert, puis il s'est refermé, laissant une cicatrice apparente.

27 février 1861 : La malade présentant les symptômes énumérés ci-dessus, est opérée par M. Barrier avec mon instrument, en présence de plusieurs docteurs et chirurgiens internes. Incision de 8 millimètres environ ; l'instrument armé d'une canule de 4 millimètres est mis en place ; il n'amena la rondelle qu'à la troisième application, ce qui tenait à ce que l'instrument n'avait pas été assez enfoncé et avait porté un peu trop sur l'apophyse montante du maxillaire supérieur. Aussi la rondelle osseuse était plus épaisse que de coutume, elle avait 3 millimètres d'épaisseur en avant, et 1 millimètre en arrière ; elle avait été exclusivement taillée aux dépens de la partie de l'apophyse montante qui concourt à former la gouttière lacrymale. Ce cas peut servir à montrer la puissance de l'instrument. La perforation est d'ailleurs régulière et complète ; quand l'opérée se mouche, l'air jaillit avec force par la plaie.

5 mars : La malade n'est restée qu'un jour à l'infirmerie : le larmoiement a disparu aussitôt après l'opération ; la pe-

tite plaie est guérie par première intention ; l'œil est moins rouge ; quand la malade se mouche, elle sent l'air *siffler* dans le coin de l'œil.

Collyre au sulfate de zinc.

11 mars : Neuf jours après l'opération, le larmoiement, qui avait cessé jusque-là, recommence ; la pression sur le sac fait refluer quelques larmes par le conduit lacrymal inférieur.

17 mars : Le larmoiement diminue ; collyre au nitrate d'argent, 5 centigr. sur 30.

27 mars : Même état.

21 mai : Amélioration très-notable de l'œil depuis quelques jours. La sensibilité que l'œil et le sac lacrymal avaient conservée jusqu'ici a presque entièrement disparu ; le larmoiement et la rougeur de l'œil existent à peine ; l'opérée peut écrire sans que les larmes lui tombent de l'œil ; la narine gauche est aussi humide que l'autre. Depuis quelque temps, M. le docteur Bron lui fait appliquer la pommade de la veuve Farnier. La pression sur le sac ne fait sortir que quelques bulles d'air. L'opérée est très-satisfaite ; jamais son œil, depuis quatre ans, n'a été aussi bien ; guérison.

28 août : La guérison continue ; plus de tumeur ni de reflux des larmes à la pression ; plus de blépharite, narine humide et même *plus humide*, dit-elle, que celle du côté opposé.

12 novembre : Guérison toujours complète ; il est presque impossible de dire quel est l'œil qui a été malade. Plus de tumeur ni de larmoiement ; narine humide ; en se mouchant, l'opérée sent l'air monter jusqu'au coin de l'œil ; en

pressant le sac, on ne fait rien sortir par les points lacrymaux.

8 décembre 1862 : La guérison ne s'est pas démentie; ni larmoiement, ni tumeur, ni reflux à la pression. C'est un succès complet qui a été constaté à maintes reprises par tous les chirurgiens et médecins de l'Hôtel-Dieu.

31 juillet 1864 : Je revois sœur Anne-Marie qui continue à aller parfaitement, plus de trois ans après l'opération.

IIIe OBSERVATION. (Docteur Foltz). — *Tumeur lacrymale datant de trois ans; perforation de la cloison lacrymo-nasale par l'emporte-pièce; cathétérisme de la nouvelle voie par la narine, à l'aide d'une sonde en pas de vis : guérison constatée seize mois après.*

Mme C..., environ 35 ans, m'est adressée par M. Richard (de Nancy). Larmoiement de l'œil gauche datant de plusieurs années; depuis trois ans, tumeur au grand angle de l'œil, résistante, mais parfois réductible par la pression qui, au dire de la malade, fait refluer le liquide dans le nez.

14 mai 1863 : Je constate une tumeur de la grosseur d'une amande, irréductible, la pression ne faisant rien refluer par les points lacrymaux ni par le nez. Larmoiement abondant; narine sèche. La malade est sujette à des fluxions qui se renouvellent assez souvent sur l'œil affecté. L'autre

œil s'en ressent et devient parfois larmoyant. M. Sichel lui a conseillé un collyre qui est resté sans effet.

16 mai 1863 : Je l'opère par ma méthode ; éthérisation, incision du sac de 12 millimètres au-dessous du tendon ; il en sort une grande quantité de mucosités purulentes ; j'enlève une rondelle de 6 millimètres ; mouche de taffetas sur la plaie.

22 mai : La plaie est cicatrisée, le larmoiement a cessé aussitôt après l'opération. Pour assurer plus complètement la permanence de la nouvelle voie, j'introduis à travers la fosse nasale, dans la perforation et jusque dans le sac un cathéter métallique recourbé en pas de vis à son extrémité et de 2 millimètres de diamètre. Il s'écoule quelques gouttelettes de sang. La malade sent l'air, quand elle se mouche, arriver jusque dans le coin de l'œil.

26 mai : Très-bien, cicatrice complète et à peine visible ; plus de tumeur, pas le moindre larmoiement ; ma sonde pénètre facilement jusque dans le sac.

2 juin : Cathétérisme de la nouvelle voie.

12 juin : Nouveau cathétérisme, la malade va très-bien ; ni tumeur, ni larmoiement.

22 juin : La guérison continue.

12 août : La malade s'est enrhumée ; un peu de douleur dans la région du sac, qui disparaît sous l'influence de pédiluves sinapisés et de lavements purgatifs.

10 août 1864 : La guérison continue ; ni tumeur, ni larmoiement.

25 novembre : Guérison parfaite, 16 mois après l'opération.

Il est impossible de voir une guérison plus complète et plus facilement obtenue.

IVe **Observation.** (Docteur Berne). — *Fistule lacrymale; opération par la perforation de l'unguis avec l'emporte-pièce: guérison.*

Fournioux, âgé de 8 ans, entre à la Charité, salle Saint-Philippe, dans le service de M. Berne, chirurgien en chef, le 10 décembre 1860, pour une double ophthalmie scrofuleuse. Il porte en même temps une tumeur lacrymale à droite; elle a la grosseur d'un haricot; elle est assez bien circonscrite, étendue obliquement au-dessous du grand angle de l'œil; fistule au centre de la tumeur, à un centimètre de la commissure interne; larmoiement de ce côté.

Le 4 avril 1861, M. Berne l'opère avec mon instrument. La canule ramène une rondelle osseuse doublée des muqueuses lacrymale et nasale.

Suites simples. L'enfant est resté à l'hospice jusqu'au mois de juillet pour son ophthalmie; à sa sortie, il était bien guéri de sa fistule lacrymale et de son ophthalmie, quatre mois après l'opération.

Ve Observation. (Docteur Desgranges). — *Fistules lacrymales des deux côtés ; double opération par l'emporte-pièce ; guérison.*

L... B..., 17 ans, bien réglée, découpeuse de broderies, entre dans le service de M. Desgranges, salle Ste-Marthe, le 9 septembre 1862.

L'affection, qui date de cinq ans, est venue sans cause connue ; un épiphora se manifesta des deux côtés à la fois et fut suivi de conjonctivite. L'inflammation s'apaisa, mais il resta un larmoiement à peu près continuel et une sécheresse nasale très-accusée. Bientôt se sont montrées, au niveau du sac lacrymal, deux tumeurs qui, pendant longtemps, ont pu se vider par les points lacrymaux, à l'aide de la pression du doigt.

Il y a deux ans, les tumeurs sont devenues un peu moins réductibles, puis une petite fistule s'est formée des deux côtés ; la fistule gauche a précédé de peu de temps la fistule droite. Toutes les deux donnent issue à un liquide séro-purulent, qui sort comme par jet lorsqu'on exerce une pression assez forte sur le sac lacrymal.

La peau est un peu rouge ; très-peu d'épiphora actuellement. OEil tout à fait normal des deux côtés ; sécheresse du nez ; bon état général.

Le 15 septembre, M. Desgranges pratique l'opération ;

pas d'anesthésie; incision du sac de 8 millimètres au-dessous du tendon de l'orbiculaire, du côté gauche. Perforation de la cloison lacrymo-nasale à l'aide de mon emporte-pièce.

L'air sort par la plaie dans les efforts d'expiration que fait la malade.

Un petit morceau de diachylon est appliqué sur la plaie. Tisane, potion diacodée.

Le 19 septembre, deuxième opération ; même procédé à droite qu'à gauche ; suites très-simples ; légère suppuration à droite.

Le 30 septembre, à sa sortie, 15 jours après l'opération de gauche, 11 jours après celle de droite, on constate deux petites cicatrices peu apparentes ; plus d'épiphora.

VIe OBSERVATION (Docteur Delore). — *Tumeur lacrymale opérée par la perforation de la cloison lacrymo-nasale à l'aide de l'emporte-pièce ; guérison constatée 20 mois après.*

Mme P..., âgée de 32 ans, était affectée d'une tumeur lacrymale droite datant de dix ans et s'accompagnant de névralgie circum-orbitaire et de congestions fréquentes. La malade était obligée depuis plusieurs mois de se bander l'œil affecté pour pouvoir travailler avec l'autre sur son métier, lorsqu'elle entra à l'Hôtel-Dieu dans le service de M. Delore, qui l'opéra à l'aide de mon instrument le 26 avril

1863. Les suites de l'opération furent très-simples ; elle sortit de l'hôpital quelques jours après, les injections passant bien dans le nez.

Le 13 décembre 1864, j'examine la malade : point de tumeur ; la pression sur le grand angle de l'œil ne fait rien sortir par les points lacrymaux ; narine humide. Sauf un abcès de la région du sac qui est survenu peu de temps après sa sortie de l'hôpital, elle n'a plus rien ressenti de ce côté. Elle travaille sans gêne en se servant de ses deux yeux. Il y a, dans les temps humides, un larmoiement très-léger, accompagné parfois de névralgie dentaire ou orbitaire.

Lyon. — Typ. d'Aimé Vingtrinier.

www.ingramcontent.com/pod-product-compliance
Ingram Content Group UK Ltd.
Pitfield, Milton Keynes, MK11 3LW, UK
UKHW020503220726
13923UKWH00006B/2724

9 782019 256951